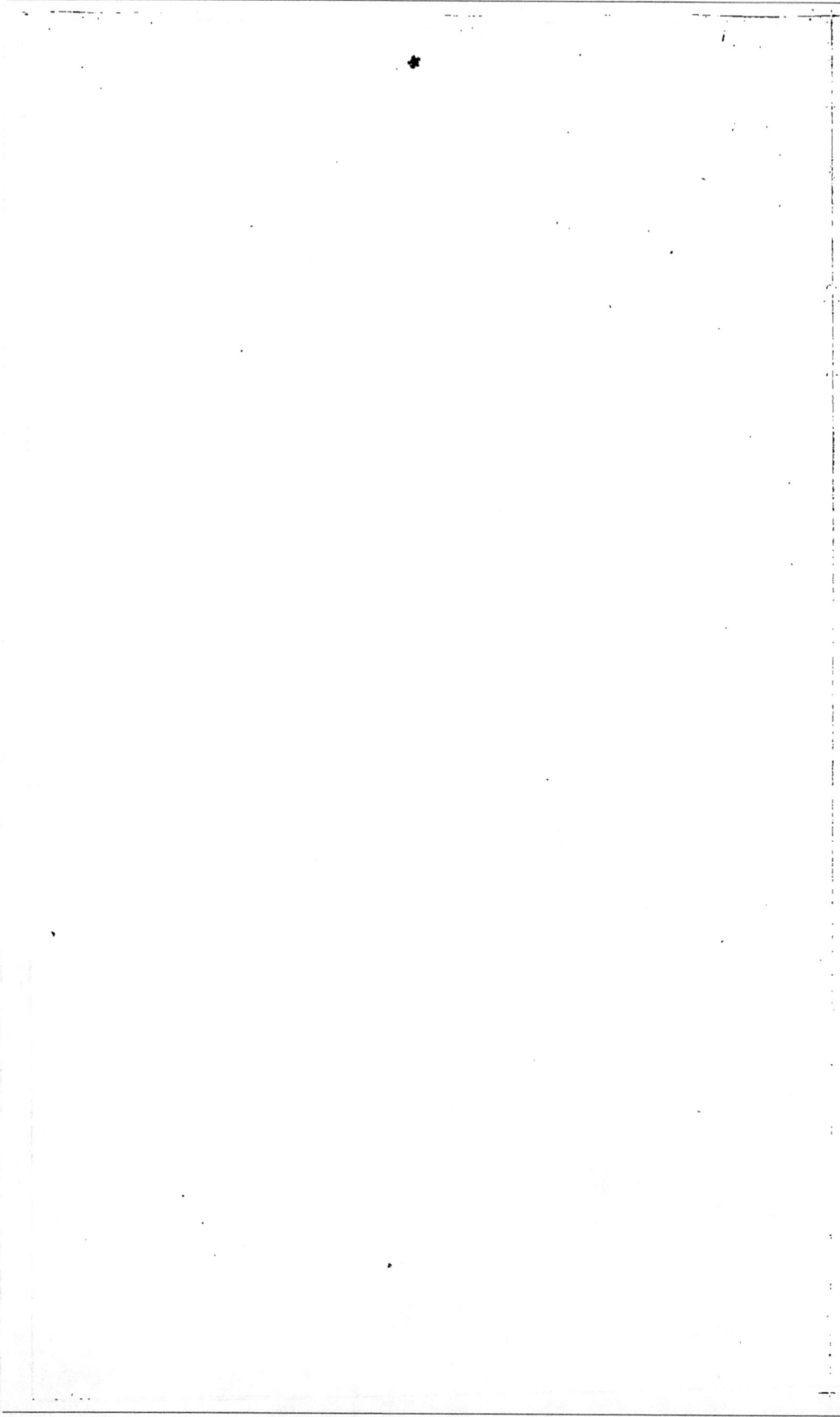

SUR LE VIF

CONSIDÉRATIONS

SUR

LA VIVISECTION

PAR

Le Dᶜ F. BOREL

Ami des bêtes, ennemi des hommes.
Proverbe franc-comtois.

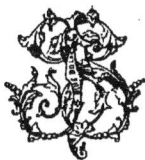

PARIS

LIBRAIRIE SANDOZ ET THUILLIER
4, rue de Tournon, 4

NEUCHATEL
LIBRAIRIE J. SANDOZ

GENÈVE
LIBRAIRIE DESROGIS

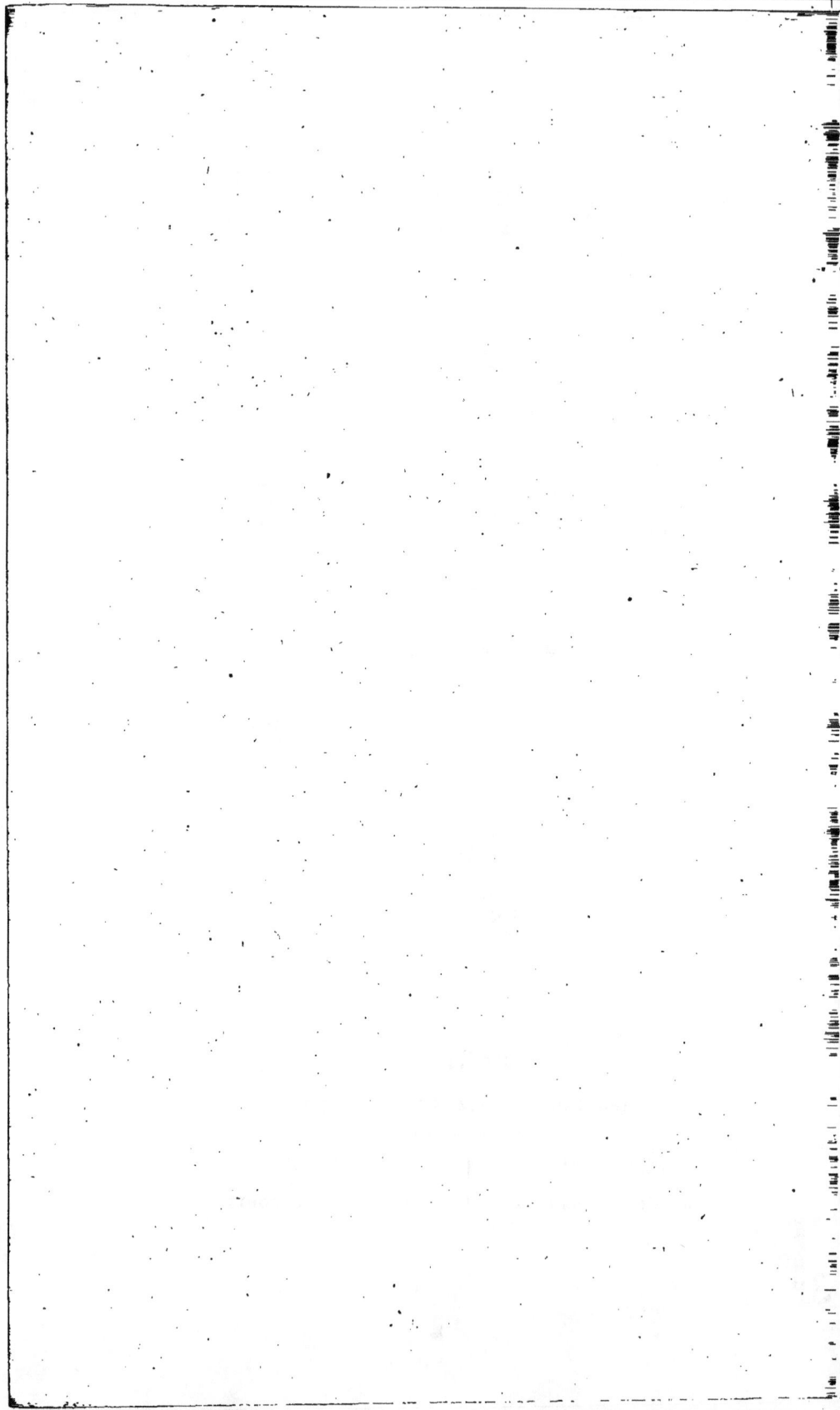

SUR LE VIF

CONSIDÉRATIONS SUR LA VIVISECTION

NEUCHATEL — IMPRIMERIE ATTINGER

SUR LE VIF

CONSIDÉRATIONS

SUR

LA VIVISECTION

PAR

Le Dʳ F. BOREL

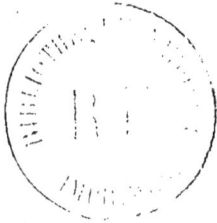

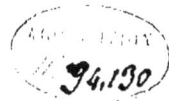

Ami des bêtes, ennemi des hommes.
Proverbe franc-comtois.

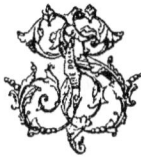

PARIS

LIBRAIRIE SANDOZ ET THUILLIER

4, rue de Tournon, 4

NEUCHATEL | GENÈVE

LIBRAIRIE J. SANDOZ | LIBRAIRIE DESROGIS

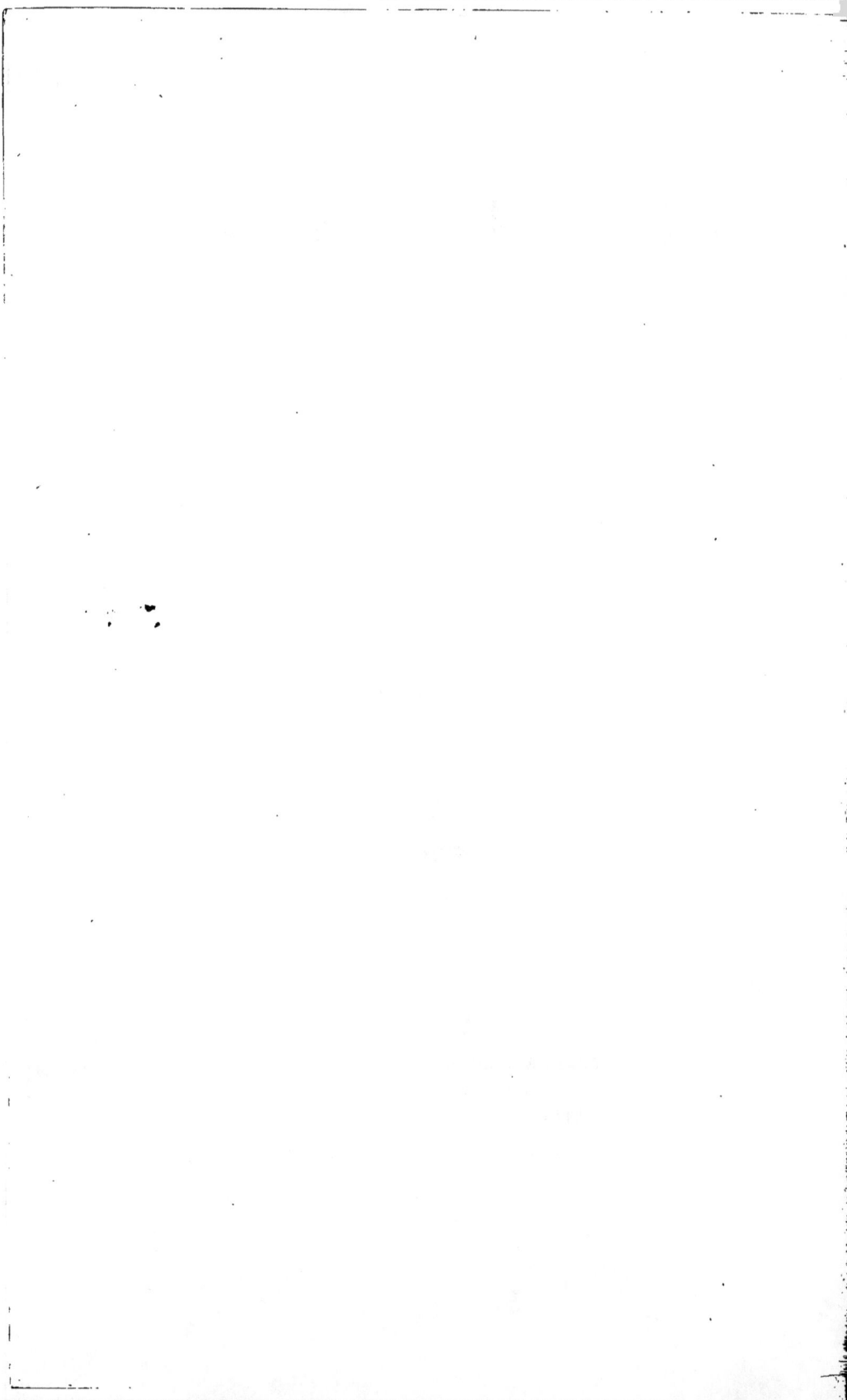

AVANT-PROPOS

La vivisection, depuis quelques années, paraît rencontrer un obstacle à son développement.

Sans le craindre, les champions de la science ont toutefois cru devoir entrer en lice, pour mettre en garde les personnes ignorantes de ce qui se passe, contre l'influence des « dilettanti de la philanthropie ».

Qu'il me soit permis d'apporter mon modeste tribut en faveur de la science, et de contribuer, pour ma faible part, à sa protection.

Dr F. B.

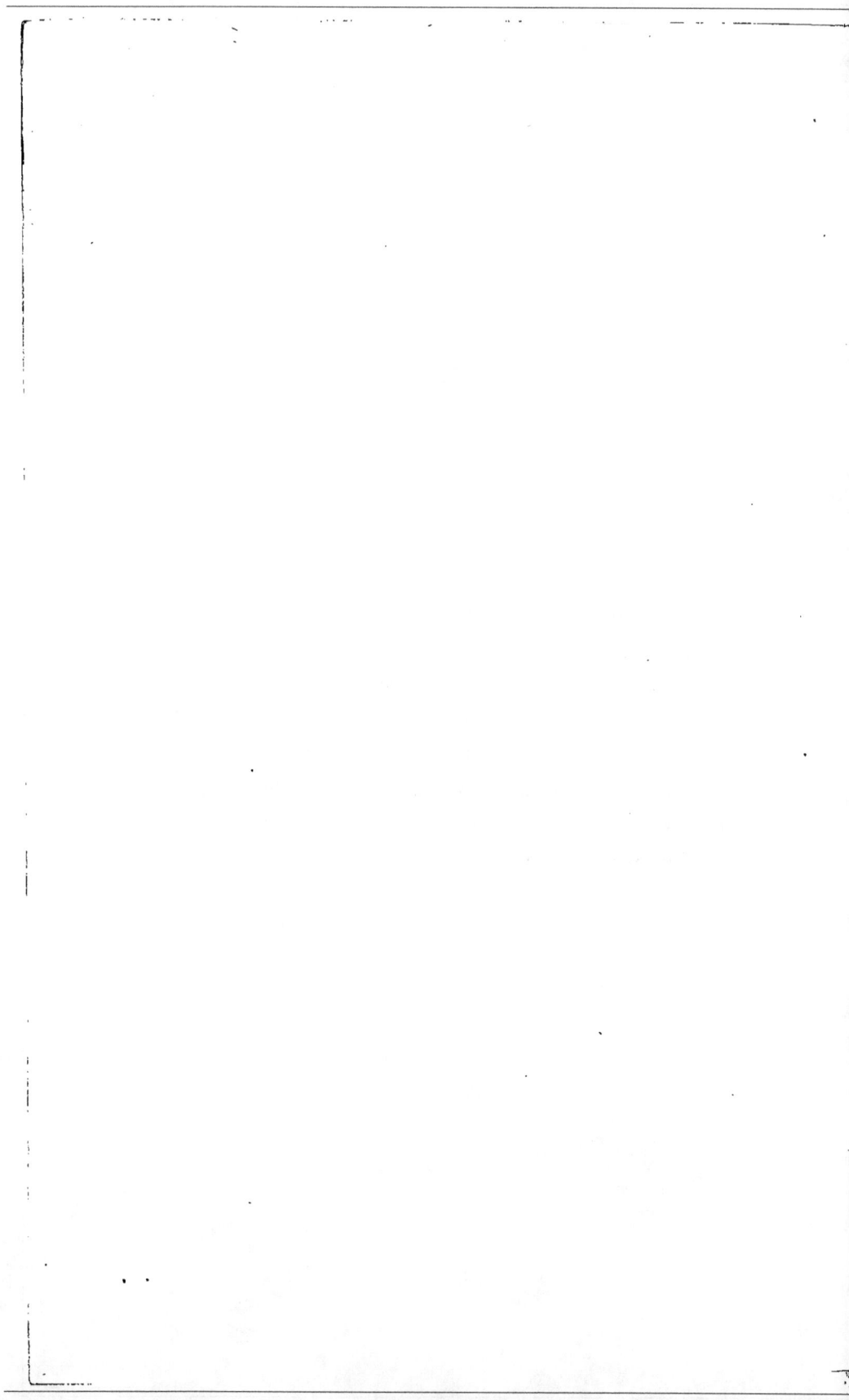

SUR LE VIF

CONSIDÉRATIONS SUR LA VIVISECTION

~~~

DE LA VIVISECTION
et de son utilité.

Un spirituel journaliste, qui signe Albert Wolf, a publié dans le *Figaro* du 23 juin 1883, N° 174, un article mi-humoristique, mi-sérieux, contre le mouvement *antivivisectionniste* qui s'établit aujourd'hui en France. Il dit entre autres : « Aucun des membres de « la Ligue contre la vivisection n'est en état de juger « de son utilité. Ce sont là des questions très graves, « et qu'on ne résoud pas autour d'une tasse de thé, en « versant les meilleures larmes sur le triste sort du « jeune singe, à la fin du XIXᵉ siècle. »

Monsieur Wolf a doublement raison, et il est certainement très peu de personnes dans la Ligue qui sachent en quoi consiste *la vivisection* et quel est son but.

Comme son nom l'indique, il s'agit d'inciser des êtres vivants ; mais il ne faut pas conclure de là que ces êtres subissent toujours une autopsie dont ils sont les propres témoins ; le plus souvent, il ne s'agit que d'un contrôle de poids, de conductibilité nerveuse, de sécrétion salivaire, sous telle ou telle influence ; ou d'études sur la fécondation, dans lesquelles les animaux sont presque toujours tués. Certaines études exigent, j'en conviens, des sacrifices majeurs, et alors le mot vivisection trouve une application complète ; mais, même dans ces cas, à la vérité rebutants pour les personnes qui n'en ont pas l'habitude, l'expérimentateur le plus endurci opère avec tous les ménagements que comporte le sujet.

Nous dirons à ce propos que les anesthésiques, ou matières aptes à supprimer la sensibilité, sont employés sur une grande échelle ; que l'animal est achevé aussitôt l'expérience terminée ; que l'on fait durer les opérations le moins longtemps possible : bref, que tous les ménagements sont employés pour adoucir le sort de ces animaux.

Mais, si la vivisection a en elle-même quelque chose qui répugne, il nous sera aisé de démontrer que la plus indigne des vivisections ne se fait pas dans les laboratoires et par des savants, en vue d'un but utilitaire, mais bien pour les ébats et le pur plaisir des hommes.

La vivisection scientifique est essentiellement humanitaire ; et, je ne crains pas de l'affirmer, il n'est pas au monde d'expérimentateur qui en ait fait par pur plaisir.

Je ne comprends pas que les membres de la «Ligue» se complaisent à admirer un steeple-chase, où, indépendamment des souffrances infligées aux chevaux, on compromet la vie des jockeys, garçons d'écurie, etc.

On objectera ici, en apparence avec raison, que ces courses ont pour but l'amélioration de la race chevaline ; mais il est facile de donner le démenti le plus formel à cette assertion, vu que la grande majorité des chevaux ont subi une mutilation qui les empêche de procréer. Les courses de chevaux n'ont qu'un but, satisfaire les appétits d'argent de tous ces lords qui, en prenant en considération au Parlement le projet de loi antivivisectionniste, repoussent le bill agraire destiné à supprimer la plus infâme des vivisections : celle des paysans irlandais.

Il y a quelque chose qui m'a toujours frappé dans la race anglaise : c'est sa profonde hypocrisie, jointe à un égoïsme sans bornes.

Malheureusement, ces tendances ont passé la Manche et, sous forme de démarches contre la vivisection, sous celle de nouvelles croyances religieuses ou que sais-je encore, paraissent vouloir prendre pied même dans ce franc et spirituel Paris.

Je voudrais voir l'abolition des chasses à courre, où chevaux, chiens, renards, cerfs et traqueurs sont soumis à des tortures tout à fait inutiles.

Lorsqu'on aura supprimé la fabrication du foie gras, dont l'utilité n'a d'importance que pour les gourmets, on pourra parler de fermer les laboratoires de physiologie, dont le but est d'une utilité directe pour toute l'humanité.

Nous aurons l'occasion de revenir, du reste, à toute une vivisection que ces soi-disant grands amis de l'humanité paraissent perdre complètement de vue.

Lorsque Vésale, au mépris des lois canoniques, allait enlever nuitamment des cadavres de suppliciés qui pendaient encore au gibet, il avait pour but d'initier les sciences naturelles en général et la médecine en particulier, à la connaissance de la structure interne du corps humain.

Jusqu'à lui, la pléïade de grands médecins dont les œuvres nous sont restées n'avait pour toute ligne de conduite dans ses traitements médicaux que des notions d'anatomie imparfaites, déduites de la dissection des animaux, dont la forme extérieure ressemblait le plus à celle de l'homme. On considérait comme sacrilège le fait de procéder à des autopsies humaines. Cette idée absurde n'a, du reste, pas encore complètement disparu de nos jours. Néanmoins, Vésale a eu des imitateurs en grand nombre et nous pouvons aujourd'hui considérer l'anatomie humaine comme une science à peu près finie.

On pourrait en dire autant de l'anatomie comparée, qui nous a appris à connaître la connexion intime qui existe entre l'organisation de tous les êtres vivants.

Seulement, l'anatomie prise dans son ensemble n'était absolument pas capable de nous initier à la connaissance des phénomènes vitaux.

Si Hippocrate connaissait toutes les variations du pouls, il était, par contre, dans l'impossibilité absolue d'en expliquer l'origine, partant incapable de les traiter logiquement.

Pour savoir comment le cœur agit et à quelles lois la circulation du sang est soumise, il a fallu plus que le cadavre ; il a fallu scruter l'organe en pleines fonctions.

Il est superflu ici de citer tous les beaux et utiles travaux qui ont été faits sur la circulation du sang : Harvey aura, malgré les abolitionnistes de la vivisection, bien mérité de la science et de l'humanité.

Mais comment aurait-on pu connaître les lois qui régissent la digestion, la respiration, la locomotion, la sensibilité nerveuse et toutes ces mille et une fonctions dont l'ensemble constitue la vie ?

Toutes, sans exception, ont dû être découvertes en fouillant le vivant, le cadavre étant ici, comme dans beaucoup d'autres recherches, impitoyablement muet.

La connaissance des phénomènes vitaux et leur explication constitue la *physiologie*.

Cette science, *en elle-même déjà du plus haut intérêt*, n'est pas encore à son terme ; elle ne le sera pas de longtemps, malgré les nombreuses illustrations qui lui ont consacré toute leur vie. Elle en est encore à se poser une foule de problèmes qui ne peuvent être résolus que par de nombreuses vivisections sans cesse répétées et dont les résultats doivent être contrôlés par d'autres expérimentateurs d'opinions différentes.

Une science, digne de ce nom, ne peut pas s'arrêter

à l'énoncé d'une hypothèse; il lui faut la preuve mate-
rielle, palpable, indiscutable de l'expérimentation; elle
doit en outre être soumise au contrôle le plus exact.
La physiologie n'est pas une sorte de métaphysique re-
muante dont l'exactitude varie suivant le temps et les
hommes qui s'en occupent. Sortie des langes avec Harvey, elle n'a fait que croître et se développer; elle a
subi, par ci, par là, quelques arrêts qui l'ont entravée
dans sa marche ascendante, mais elle est restée, dès
le début, elle-même, c'est-à-dire une recherche conti-
nuelle du vrai dans les phénomènes vitaux de l'homme
et des animaux.

Mais soyons logique.

Nous venons de dire que la physiologie en *elle-même*
est une science du plus haut intérêt.

Cela peut ne pas être l'avis de tout le monde, certes
pas de M. Scholl qui, apparemment, enseigne la zoo-
logie dans une école bernoise; mais ce qui doit être
l'avis du monde entier, même des malheureux aux-
quels la vie est à charge, c'est de savoir comment on
guérit d'une maladie quelconque.

Or, qu'est-ce que l'étude des maladies *(la pathologie)*,
si ce n'est l'étude des perturbations des lois physiologiques? Qu'est-ce qu'une maladie, si ce n'est un fonc-
tionnement *physiologique défectueux?*

Pour savoir si quelque chose fonctionne mal, il faut,
en bonne et saine logique, savoir d'abord comment ce
quelque chose fonctionne quand il fonctionne bien.
Et voilà pourquoi la physiologie est une science du
plus haut intérêt, non seulement *en elle-même*, mais
aussi et surtout à cause de son application à la pathologie; un mauvais bouledogue échappera peut-être aux

tourments de la vivisection, mais l'homme n'échappe pas de même aux maladies.

Le défaut de connaissances physiologiques a été la cause qui a tenu la pathologie pendant si longtemps enveloppée des voiles obscurs de l'empirisme. A mesure que ces connaissances se développaient, l'empirisme disparaissait pour faire place à une médecine raisonnée, scientifique.

Cela ne veut pas dire que les progrès aient été toujours parallèles, non ; la médecine, dans son ensemble, est restée un peu en arrière, par la grande et irréfutable raison qu'elle n'a pas, jusqu'à ces dernières années, jugé bon de faire de la vivisection dans le vrai sens du mot.

On connaissait *grosso modo* les données physiologiques et, des symptômes observés sur le malade, on concluait, à tort ou à raison, à telle ou telle autre perturbation physiologique. Les erreurs étaient très nombreuses, les déceptions fréquentes; plus d'un médecin, après avoir fait l'autopsie du cadavre de son malade, rentrait chez lui le cœur gros, désespéré de son erreur, maintenant irréparable.

Vers le milieu de notre siècle surgirent trois hommes qui donnèrent une grande impulsion à la science qui a pour but de reconnaître les maladies sur le cadavre — *l'anatomie pathologique;* — c'étaient Cruveilhier en France, Rokitansky en Autriche et Virchow en Allemagne. Cette nouvelle science prit de suite un grand essor et contribua pour beaucoup au progrès de la médecine. Seulement, les savants trouvaient tant de pierres d'achoppement; le cadavre, pour eux, était si souvent un livre fermé, qu'ils ont dû, de même que pour la physiologie, recourir à l'expérimentation, d'un côté comme moyen de contrôle, de l'autre pour l'explication des phénomènes morbides. Cette science nouvelle a pris le nom de *pathologie expérimentale;* elle consiste essentiellement à reproduire sur l'animal la maladie observée sur l'homme.

Depuis que la *pathologie expérimentale* a fait ses preuves, la médecine a fait des progrès immenses sous le double rapport du diagnostic et du traitement. Nous reviendrons sur ce dernier; qu'il suffise de dire que l'exactitude du diagnostic médical a atteint, ces dernières années, un développement que les pathologistes de la première moitié de notre siècle n'avaient pas même soupçonné.

Le développement des sciences et leur application ne pourront jamais, quels qu'ils soient, supprimer complètement du cœur humain une certaine tendance au mysticisme.

Toutefois la croyance au surnaturel perd chaque jour du terrain, à mesure que la science se vulgarise.

Le père Hyacinthe, dans une déposition qu'il faisait, il y a quelque deux ans, devant la Cour d'assises de la Seine, disait : « Il n'y a que les esprits forts qui puissent se passer de croyance en Dieu. » On pourrait remplacer ces paroles par celles-ci : « Il n'y a que les esprits forts qui puissent admettre le positivisme, malgré toute sa brutalité.»

L'anatomie, la physiologie, la pathologie, comme

nous venons de le voir, étant des sciences essentiellement positives, leur application — *la thérapeutique* —
devait nécessairement devenir aussi positive.

Le mysticisme, en matière de traitement, devait su-
bir un choc duquel il ne pourra pas se relever.

Pour nous, l'homéopathie et autres charlataneries
n'ont plus de prise, parce que l'emploi d'un remède,
quel qu'il soit, n'est plus permis, au point de vue humanitaire, sans le contrôle sur l'animal vivant. Cette
théorie, juste dans le fond et dans la forme, a été la
cause que tout le fatras pharmaceutique des temps
qui nous ont précédés a été anéanti.

En effet, peut-on se permettre d'administrer de la
digitale, si dangereuse, sans en connaître le mode
d'action?

Une nouvelle drogue surgit : on lui soupçonne certaines vertus médicales; devra-t-on la prescrire d'em-
blée à un malade sans connaître ses propriétés et en
ignorant les doses où elle peut devenir dangereuse?

Non !

Il faut au préalable que l'organisme d'un être que
nous considérons comme inférieur, mais qui nous res-
semble en tous points, nous renseigne d'une manière
exacte sur le mode d'agir de cette drogue, pour qu'il
nous soit permis de la donner à nos semblables.

Les progrès de la chimie sont tels, que, tous les
jours, il surgit de nouvelles substances qui sont em-
ployées comme remèdes.

Mais j'en appelle ici à tous les membres de la « Ligue » qui ont un cœur pour d'autres que pour les
chiens; en est-il un seul parmi eux qui administrerait
une de ces drogues à son enfant, ou à son père, ou à

lui-même, si on lui affirmait que ses effets sont pure-
ment théoriques ?

J'espère pour son honneur qu'un homme pareil
n'existe pas.

C'est donc à l'expérimentation que nous devons
avoir recours dans ce cas. Les traités de pharmacologie
prouvent surabondamment que l'étude des effets physiologiques des remèdes a encore beaucoup à faire pour
arriver à des résultats satisfaisants.

Il est tout à fait superflu de citer des exemples con-
cernant les médicaments ; mais on ne saurait suffisam-
ment faire ressortir aux yeux du public l'importance
de la vivisection pharmacologique.

Au point de vue chirurgical, nous pourrions poser
la même question que tout à l'heure. Une personne,
chère à un des membres de la « Ligue », pourrait être
sauvée par une opération théoriquement possible,
mais qui n'a encore jamais été pratiquée : ce membre
de la « Ligue » ne donnera-t-il pas son chien et tous
les chiens du monde pour que l'essai soit tenté ? Il
faut l'espérer pour lui !

En généralisant le principe, la vivisection est justifiée pour toutes recherches chirurgicales. C'est grâce
à elle que la possibilité de l'extirpation de certains organes a été démontrée : ainsi, d'après les études de
Czerny sur les chiens, on a pu extirper avec succès
une partie de l'estomac devenue cancéreuse.

La vivisection a prouvé que l'extirpation de la glande

thyroïde n'était pas incompatible avec la vie, ainsi que celle de la rate ; par contre, elle nous a prouvé que l'enlèvement simultané de ces deux organes entraîne nécessairement la mort.

Tout le monde a entendu parler de la transfusion du sang ; chacun sait que, lorsqu'un homme a perdu une certaine quantité de sang, il doit succomber à court délai, à moins qu'on ne lui injecte le sang d'une autre personne. Malheureusement, l'expérience clinique a prouvé que la transfusion donnait des résultats déplorables : on exposait la personne de laquelle on tirait le sang et on ne sauvait pas le malade à qui on l'injectait. Ce problème chirurgical n'était donc pas résolu, il y a quelques mois à peine, parce qu'on ignorait la cause de la mort dans ces cas.

La vivisection a démontré que la cause du décès résidait seulement dans une paralysie du cœur, conséquence de la dépression complète des vaisseaux sanguins. Si l'on parvenait donc, par un moyen quelconque, à entretenir l'activité du cœur, l'animal devait guérir.

Etant donné le fait que la masse sanguine se reproduit très rapidement, il devenait superflu d'injecter du sang dans le système circulatoire.

L'expérience sur l'animal a prouvé qu'une injection de 200 grammes d'eau saturée de chlorure de sodium, à la température de 38°, suffisait amplement pour entretenir l'activité du cœur et partant la vie. Ce résultat de la vivisection a été appliqué à la chirurgie humaine avec un plein succès.

La transfusion sanguine n'aura plus, d'ici à peu de temps, qu'une valeur historique.

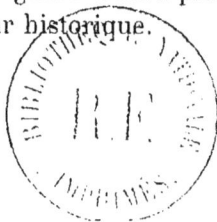

*

Il nous semble que, si la vivisection n'avait produit que les résultats dont nous venons de parler, elle serait déjà amplement justifiée.

Encore un exemple tiré de la chirurgie.

Autrefois, une carie osseuse survenue au niveau d'une articulation entraînait toujours l'amputation ; ainsi, on amputait une cuisse pour une tumeur blanche du genou, tandis que la jambe et le pied étaient bien portants. La vivisection a prouvé que l'on pouvait enlever la partie malade et conserver le reste du membre. Aujourd'hui, les résections sont à l'ordre du jour: des milliers de personnes ont conservé leurs membres, grâce aux données de la vivisection.

M. Huxley a prononcé à l'Institut royal de Londres les paroles suivantes : « Les découvertes de M. Pasteur à elles seules compenseront les cinq milliards que la France a dû payer à l'Allemagne. »

Un correspondant du *Journal de Genève* du 15 juillet 1883 dit qu'à la tribune du Parlement français, il a été estimé que ces mêmes découvertes sauvaient à l'agriculture française pour vingt-cinq millions de bétail par an.

C'est là ce qu'on appelle un résultat positif et d'une utilité directe.

Il est à présumer que les « gros bonnets » qui font partie de la « Ligue anti-vivisectionniste », et qui possèdent de nombreux troupeaux, utilisent à leur profit les découvertes de M. Pasteur. Ils se garderont bien de dire en public ou même entre eux, que les économies qu'ils réalisent sur leurs domaines sont le fruit de nombreuses vivisections souvent répétées. M. Pasteur a dû, évidemment, pour arriver à ces résultats, sacrifier un nombre considérable d'animaux, n'eût-ce été que pour cultiver les virus.

Il est heureux, par le temps anti-vivisectionniste qui court, de voir la Chambre des députés française être reconnaissante à M. Pasteur. Certes, avec ces dispositions de la Chambre, la vivisection en France ne sera pas abolie de si tôt.

M. Koch, de Berlin, vient de découvrir, il y a un an environ, le parasite qui produit la phthisie.

Malgré les progrès de la pathologie, il est quelquefois difficile de diagnostiquer d'une manière positive cette maladie au début.

Ici la vivisection vient en aide au praticien. Dans un cas douteux, il lui suffit le plus souvent d'inoculer dans l'œil ou le péritoine d'un cobaye ou d'un lapin quelques gouttes des crachats du malade suspect, pour déterminer chez l'animal en expérience une phthisie à très court délai. Si la maladie ne se développe pas chez l'animal, c'est que les crachats n'étaient pas infectieux, c'est que le malade suspect n'a pas été atteint de vraie phthisie.

On voit encore une fois de plus le côté utilitaire de la vivisection.

CONSIDÉRATIONS GÉNÉRALES

Ce qui précède nous semble justifier amplement la prétention des vivisecteurs d'être immédiatement utilitaires.

Une dame, Mᵐᵉ Kingsford — qui doit être docteur en médecine — a donné, il y a quelque temps, à Genève, des séances contre la vivisection. — Mᵐᵉ Kingsford, comme son nom l'indique, doit être Anglaise. On se demande sérieusement si son titre de docteur n'a pas été acheté à Philadelphie? Elle pourrait, du reste, faire partie de ce grand nombre de médecins qui en ont le titre, peut-être même un peu du savoir, sans en avoir la philosophie. L'appréciation de cette dame n'a pas plus de valeur pour nous, que n'en a celle de certains laïques en médecine, par exemple M. J.-Ch. Scholl.

Nous devons pourtant convenir que l'on commet dans le domaine de la vivisection des abus et des absurdités.

Les étudiants vétérinaires d'Alfort n'acquièrent certes pas plus d'habileté opératoire à s'exercer sur un cheval vivant que sur un cheval mort. — Certaines expériences physiologiques dont les résultats sont toujours constants, partant connus, sont inutiles et cruelles à répéter. Nous n'approuvons absolument pas la publicité que donne M. Brown-Séquard à ses expériences vivisectrices et, s'il s'est exposé aux vivacités de Mme Huot, il n'a qu'à s'en prendre à lui-même. Comment admettre que, si une femme docteur — Mme Kingsford dont il vient d'être question — n'a pas un développement cérébral suffisant pour comprendre l'importance de pareilles études, un gros public puisse, malgré ses applaudissements, mieux la saisir? M. Brown-Séquard a commis encore la faute de répéter souvent la même expérience, lorsque le résultat en était connu.

Nous avons vu, au commencement de cet opuscule, comment les Anglais ont réussi à faire admettre par toutes les nations leur vivisection hippique et cynégétique.

Si, autrefois, l'homme était obligé de chasser pour son entretien, cela ne prouve pas qu'aujourd'hui des gens riches et aisés aient le droit d'envoyer une balle dans l'épaule d'un chamois qui ira mourir misérablement dans un précipice ; ou de casser l'aile d'un canard sauvage qui deviendra la proie des fouines et des renards. Si ces amateurs de chasse tuaient tous les coups, sans faute, le gibier qu'ils visent, ils seraient pardonnables ; mais ils le mutilent et le font souffrir tout autant qu'un expérimentateur, le côté scientifique et utilitaire en moins.

Nous ne sommes pas chasseur.

Comme Schiff et de Cyon, nous sommes cynophile dans le vrai sens du mot ; mais, nous n'approuvons absolument pas cette confusion dans les affections entre ce qui revient à l'homme et ce qui revient aux bêtes.

Il serait curieux de connaître d'une manière exacte combien ces honnêtes et philanthropiques empoisonneurs anglais tuent de Chinois par leur commerce d'opium.

Il ne serait pas moins curieux de savoir combien ils ont tué de Cipayes lors de la révolution de 1854.

« Si un général sacrifie quelques escouades au salut « de l'armée, les soldats des dites escouades combattent « plus ou moins volontairement (!), vu que l'on peut « échapper au service militaire en s'expatriant ou en « devenant *anabaptiste*. En tous cas, ils savent qu'ils « donnent leur sang pour une cause quelconque (nous « supposerons même que la dite cause est juste). » L'auteur a voulu probablement dire injuste.

Voilà comment un membre de la « Ligue » s'exprime [1].

Il suit de là que la vivisection tactique et stratégique des Anglais sur les Cipayes, qui défendaient leur indépendance, est pleinement justifiée, parce que ces malheureux ne se sont ni expatriés, ni faits anabaptistes !

La théorie émise par M. Scholl sur les tueries humaines est du reste parfaitement juste. N'avons-nous pas vu les soldats anglais tomber dans la guerre des

---

[1] Une Nouvelle apologie de la vivisection par J.-Ch. Scholl, p. 44.

Achantis et des Zoulous sous les balles et les coups de fusil de provenance anglaise ?

Les humanitaristes de la blonde Albion d'une main tenaient l'Evangile et, de l'autre, vendaient aux ennemis les armes et les munitions destinées à tuer leurs propres soldats.

Sir Alcester Seymour, pour le haut fait d'armes (!) qu'il a commis contre Alexandrie, vient d'être gratifié d'un rente viagère de 75,000 francs ! Qu'aurait-il reçu si, au lieu de brûler la moitié d'Alexandrie qui ne se défendait pas, il l'avait brûlée tout entière ?

L'occupation d'Alexandrie et la prise de Tel-el-Kébir ont rendu les Anglais maîtres de la Basse et Moyenne Egypte ainsi que du canal de Suez.

M. Proust, membre de l'Académie de médecine de France, dans son superbe travail sur la marche du choléra et l'invasion de ce fléau en Europe, présenté le 5 septembre 1882 au quatrième Congrès d'hygiène et de démographie à Genève, dit textuellement ce qui suit : « Parmi les pèlerins qui se rendent à la Mecque, venant les uns d'Asie, les autres d'Europe ou d'Afrique, les plus redoutables sont les pèlerins indous. Nous savons, en effet, que, pour venir de l'Inde en Europe, le choléra n'a suivi jusqu'ici que deux voies : l'une qui a été observée en 1823, en 1830 et en 1847 est la route de terre. Elle traverse l'Afghanisthan, passe en Perse et gagne l'Europe par la mer Caspienne. La seconde est la route de mer ; le choléra provenant de l'Inde parvient à la mer Rouge et atteint l'Egypte. Dès lors, tout le bassin de la Méditerranée est envahi aussitôt que menacé ; c'est la marche qu'a suivie l'épidémie de 1865, épidémie qui modifia singulièrement les idées acceptées jusque là sur la transmission du choléra et qui motiva, sur la proposition du gouvernement français, la réunion de la Conférence de Constantinople. » Plus loin : « une série de mesures préventives applicables au point de départ dans l'Inde a été préconisée par la Conférence de Constantinople; *elles ont été prises en sérieuse considération par le gouvernement anglais.* ».

« Une observation sévère à Aden permet de vérifier si les mesures prescrites n'ont pas été enfreintes. »

M. Proust finit ainsi : « En résumé, l'intérêt de l'Europe doit être d'entourer le retour des pèlerins vers Suez d'un ensemble de mesures de surveillance dont l'objectif sera la protection de l'Egypte; l'Egypte préservée nous défend contre l'importation du choléra; si elle est envahie, nous n'avons plus de barrières qui puissent arrêter le fléau arrivant en Europe, et afin que ces mesures soient prescrites par une autorité compétente, nous devons fortifier le Conseil sanitaire international d'Alexandrie, qui est une commission composée de délégués des divers Etats de l'Europe. »

M. Fauvel, tout en approuvant M. Proust, en ce qui concerne l'exposé qu'il vient de faire, exprime des craintes sur l'occupation anglaise de l'Egypte et dit : « On attribue à l'autorité anglaise une réponse contre laquelle je m'élève. Elle aurait objecté que les nécessités de la guerre s'opposaient à ce que les mesures recommandées fussent prises. Or, je demande si, en pareil cas, le premier devoir de l'autorité militaire n'est pas d'épargner un désastre à l'armée qu'elle commande.

« Quoi qu'il en soit, dans une telle conjoncture, il

importe qu'il soit bien établi que, si le choléra envahit l'Egypte, ce ne sera pas par l'insuffisance des moyens d'action dont on disposait, mais par la négligence à mettre en pratique ces moyens dont l'efficacité est démontrée.

« En tous cas, j'ai tenu à démontrer que le gouvernement de la République française avait fait le possible pour éloigner le danger qui menace l'Europe, laissant à qui de droit la responsabilité des événements. »

Les desiderata du gouvernement français auprès de celui de l'Angleterre n'étaient pas une entrave aux mouvements de troupes. Ces instructions au gouvernement anglais furent transmises au mois de juillet dernier « et donnèrent lieu à un accusé de réception sans autre réponse ».

Aujourd'hui, nous avons la preuve de l'inique indifférence avec laquelle les Anglais ont assisté au développement du fléau. La Grèce, l'Italie, la France, l'Autriche et l'Espagne avaient déjà toutes pris des mesures contre l'envahissement du choléra, que l'Angleterre, maîtresse de la voie par laquelle il doit se propager, restait encore les bras croisés, se moquant pas mal de ce qu'il adviendrait de l'Europe, pourvu que son commerce à travers la mer Rouge ne fût pas entravé par des quarantaines intempestives.

Les Anglais savent fort bien que le choléra a peu de prise sur leur île, et du moment qu'ils ont élaboré une loi contre la vivisection, loi qui a contaminé quelques personnes du continent, il importait peu que les pays du bassin de la Méditerranée fussent décimés par l'épidémie. La morale était sauve.

M. Scholl (page 46) s'écrie : « Il y a des philanthro-

*

pes, ils ont toute notre sympathie; permettez qu'il existe aussi des zoophiles. Un seul homme, faible roseau pensant, est-il capable de suffire à plusieurs tâches à la fois? »

Les zoophiles, dans le sens de la loi Grammont, ont aussi toute notre sympathie, parce que ceux-là, par un déplacement momentané de leurs affections, protègent sans entraver.

Votre but anti-vivisectionniste ne protège pas et entrave; votre action est hypocrite ou immorale!

Si vous n'êtes en réalité que de faibles roseaux pensants, tâchez de bien penser et de réfléchir à ces paroles du Christ:

« Aime ton prochain comme toi-même. »

Je suppose que, malgré toute leur cynophilie, Messieurs Scholl et consorts ne considèrent pas le chien comme leur prochain.

Protégez le chien, le lapin, le cobaye, le cheval quand ils sont en butte à d'inutiles souffrances; mais ignorez-les, lorsqu'à l'amphithéâtre ils contribuent pour leur faible part aux progrès de l'humanité!

CONCLUSION

De tout ce qui précède, nous concluons d'abord qu'à tous les points de vue de science pure, de science appliquée et d'utilitarisme général, la vivisection est une nécessité absolue.

J'en appelle au jugement de tous les hommes capables d'apprécier à sa juste valeur une question de haut intérêt social ; j'en appelle à tous ceux qui, préoccupés de leur avenir, de celui de leurs semblables et de celui des générations futures, savent faire abstraction parfois de leurs sentiments de pitié pour applaudir aux progrès de la science en vue du bien de tous.

Nous estimons ensuite que le mouvement anti-vivisectionniste part d'un bon naturel ; mais qu'une fausse sentimentalité est incompatible avec un vrai développement scientifique ; cependant, nous contestons absolument que ce soit au nom de la morale ou de la religion que de ridicules prétentieux interviennent dans des questions aussi graves, qui rentrent exclusivement dans la compétence des savants et des hommes du métier.

Nous sommes certain que nos gouvernements éclairés et, soucieux de l'avenir des peuples, ne se laisseront pas prendre au piège par les agissements d'une coterie d'exaltés; que la vivisection, protégée par l'autorité, restera un des plus glorieux compléments de la science.

Neuchâtel (Suisse), 14 juillet 1883.

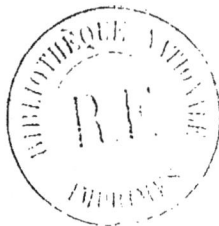

Dr F. BOREL,

Médecin-Chirurgien
de l'Hôpital de la Providence.

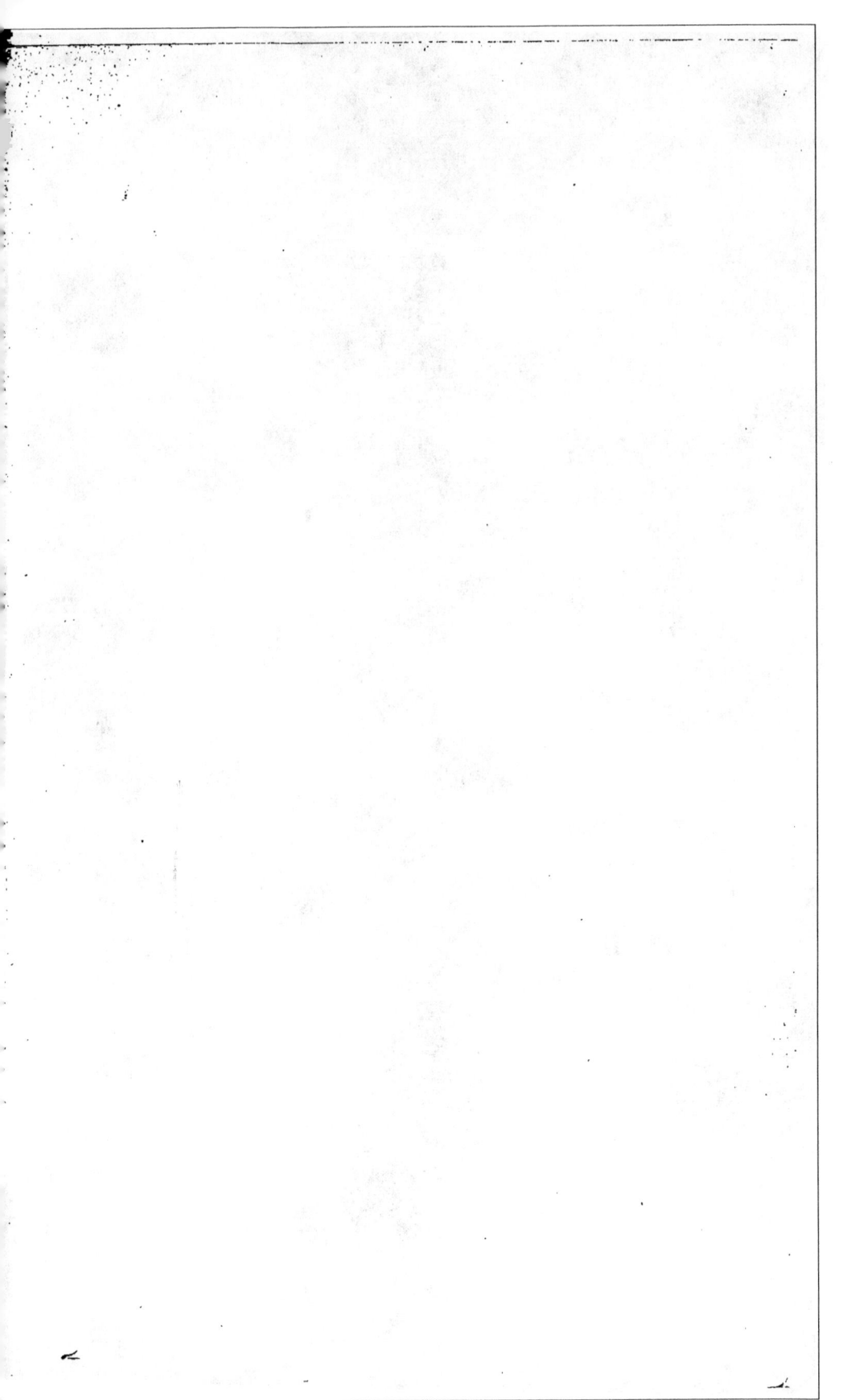

www.ingramcontent.com/pod-product-compliance
Lightning Source LLC
Chambersburg PA
CBHW060511210326
41520CB00015B/4194